LOW CARB

Incríveis Receitas De Baixo Carboidrato Para Café Da Manhã

(Dieta Low Carb Com Plano Nutricional)

Eddie Atlas

Traduzido por Daniel Heath

Eddie Atlas

*Low Carb: Incríveis Receitas De Baixo Carboidrato Para Café
Da Manhã (Dieta Low Carb Com Plano Nutricional)*

ISBN 978-1-989837-68-9

Termos e Condições
De modo nenhum é permitido reproduzir, duplicar ou até mesmo transmitir qualquer parte deste documento em meios eletrônicos ou impressos. A gravação desta publicação é estritamente proibida e qualquer armazenamento deste documento não é permitido, a menos que haja permissão por escrito do editor. Todos os direitos são reservados.

As informações fornecidas neste documento são declaradas verdadeiras e consistentes, na medida em que qualquer responsabilidade, em termos de desatenção ou de outra forma, por qualquer uso ou abuso de quaisquer políticas, processos ou instruções contidas, é de responsabilidade exclusiva e pessoal do leitor destinatário. Sob nenhuma circunstância qualquer, responsabilidade legal ou culpa será imposta ao editor por qualquer reparação, dano ou perda monetária devida às informações aqui contidas, direta ou indiretamente. Os respectivos autores são proprietários de todos os direitos autorais não detidos pelo editor.

Aviso Legal:

Este livro é protegido por direitos autorais. Ele é designado exclusivamente para uso pessoal. Você não pode alterar, distribuir, vender, usar, citar ou parafrasear qualquer parte ou o conteúdo deste ebook sem o consentimento do autor ou proprietário dos direitos autorais. Ações legais poderão ser tomadas caso isso seja violado.

Termos de Responsabilidade:

Observe também que as informações contidas neste documento são apenas para fins educacionais e de entretenimento. Todo esforço foi feito para fornecer informações completas precisas, atualizadas e confiáveis. Nenhuma garantia de qualquer tipo é expressa ou mesmo implícita. Os leitores reconhecem que o autor não está envolvido na prestação de aconselhamento jurídico, financeiro, médico ou profissional.

Ao ler este documento, o leitor concorda que sob nenhuma circunstância somos responsáveis por quaisquer perdas, diretas ou indiretas, que venham a ocorrer como resultado do uso de informações contidas neste documento, incluindo, mas não limitado a, erros, omissões, ou imprecisões.

Índice

Parte 1 1

Introdução 2

Capítulo 1 – Dieta Cetogênica: Fatos 5

Capítulo 2 – Fazer Ou Não Fazer? Os Prós E Contras Da Dieta Cetogênica 13

ESTA DIETA PODE SER CONFUSA 15
ESTA DIETA PODE CAUSAR UMA BATALHA COM CERTOS... CHEIROS. 16
ESTA DIETA PERMITE MUITOS ALIMENTOS QUE A MAIORIA DAS DIETAS NÃO PERMITE 18
ESTA DIETA PRODUZ RESULTADOS. RESULTADOS REAIS E VERDADEIROS QUE VOCÊ PODE REALMENTE VER 18
ESTA É UMA DIETA QUE VOCÊ PODE FICAR COM ELA A LONGO PRAZO 20
ESTA É UMA DIETA QUE PERMITE COMER FORA 20
ESTA É UMA DIETA QUE É DIVERTIDA DE SEGUIR 22
ESTA É UMA DIETA QUE É BOA PARA SUA SAÚDE 22

Capítulo 3 – Cafés Da Manhã Com Alto Teor De Gordura E Baixo Teor De Carboidratos Para Mantê-Lo Satisfeito 24

Ovofrito Com Espinafre – Serve 2pessoas 25

The Country Boy – Serve 2pessoas 26

Hashmash – Serve 2pessoas 27

Whip 'Em Upsmoothie 28

Queijo De Atum Derretido – Serve 2pessoas 29

Ovos De Caneca –Serve 1 Pessoa 30

Panquecas Do Rei – Serve 1pessoa 31

Pudim De Café Da Manhã – Serve1 Pessoa 32

Ovos Em Concha – Serve 2pessoas 33

Queijo Cottage De Café Da Manhã – Serve 1pessoa 34

Capítulo 4 – High Fat Low Carb Lunches: Your Midday Boost 35

Chickenwraps – Serve 1 Pessoa 36

Salmon On The Fly – Serve 1pessoa 37

Barquinhos De Ovo E Abacate – Serve 1 Pessoa 38

Smoothie Verde A Gogo – Serve 1 Pessoa 39

Bunlesscheeseburger – Serve 1pessoa 40

Salada De Almoço Fácil – Serve 1pessoa 41

Almoço Às Pressas – Serve 1 Pessoa 42

Smoothie De Bacon – Serves 1 43

Sanduíches De Almoço – Serve 1 Pessoa 44

The Big Dipper – Serve 1 Pessoa 45

Capítulo 5 – Jantar Rápido: Encerrando Seu Dia Com Baixo Teor De Gordura 46

Osteak De Ovo Frito – Serve 1 Pessoa 47

Couve E Queijo – Serve 1 Pessoa 48

Salada Do Fundo Do Mar 49

Hambúrgueres De Dentro Pra Fora – Serve 1 Pessoa 50

Bacon Com Abóboras – Serve 1pessoa 51

Smoothie De Abóbora Real – Serve 1 Pessoa 52

Palitinhos De Mussarela – Serves 1 53

Sopa De Domingo – Serve 2pessoas 54

Mash De Couve-Flor E Alho – Serve 1 Pessoa 55

Hamburger Low Carb Style – Serve 2pessoas 56

- Conclusão 57
- Parte 2 58
- O Que Exatamente É A Dieta Low-Carb? 59
- Café Da Manhã Para Quem Está Na Dieta Low-Carb 61
- Omeletes 63
- Ovos Mexidos 67
- Mais Opções De Café Da Manhã Low-Carb 69
- Almoço Para Quem Está Na Dieta Low-Carb 70
- Wrap De Alface 71
- Saladas 72
- Mais Almoços Low-Carb 75
- Jantar Para Quem Está Na Dieta Low-Carb 77
- Na Grelha 78
- No Forno 81
- No Fogão 83
- Direito Autoral 85

Parte 1

Introdução

Lá está você, em outro corredor na mercearia, olhando por cima dos vários itens que você vê nas prateleiras. Todos prometem ajudá-lo a perder o peso que você quer perder, mas eles não dizem exatamente como farão isso.

Você sabe que precisa comer direito, mas o que isso significa exatamente?

Como você vai perder o peso que você quer perder e sabe que está perdendo o caminho seguro e saudável?

Você vê muitos anúncios e avisos sobre vários tipos de dietas on-line, mas não sabe quais funcionam e quais estão disponíveis para fazer com que você compre seus produtos.

Você sabe que você quer fazer do jeito certo, e que você precisa fazer isso da maneira mais inteligente, se você vai manter o peso a longo prazo. E é exatamente onde esse livro vai entrar.

Eu vou me livrar de todas as suposições que você enfrenta em sua jornada de perda de peso. Eu vou mostrar como você pode perder o peso que você quer perder, como você pode mantê-lo, e o que você pode fazer para ficar apto e saudável a longo prazo. Você será capaz de perder esse peso, sentir-se bem e ser feliz e saudável em seu novo corpo.

Eu sei que você tem o que é preciso para perder o peso, você só precisa ter o guia certo para mostrar o caminho. Você precisa saber os meandros da perda de peso, o motivo pelo qual essa dieta funciona e como você pode usá-la para seu maior benefício a longo prazo.

Afinal, somos todos diferentes e todos perdemos e ganhamos peso da mesma maneira. Todos nós queremos ser felizes, saudáveis e em forma, e para isso, todos nós precisamos seguir as mesmas regras de saúde. Este livro é o seu guia secreto para perder o peso que você quer perder e mantê-lo para sempre.

Deixe-me mostrar-lhe a chave para o seu sucesso e para a sua felicidade, e prepare-se para abraçar todo o novo você.

Os resultados são reais, os fatos são, e sua solução perfeita de perda de peso está bem ao seu alcance. Tudo o que você precisa fazer é alcançar e pegar.

Você vai ser tão feliz que fez essa escolha.

Capítulo 1 – Dieta cetogênica: fatos

Hoje em dia, há muita coisa circulando na internet sobre um monte de dietas diferentes e estilos de perda de peso.

Você pode estar se perguntando qual é a certa para você e quais você deve evitar. É por isso que eu montei este livrinho adorável para você ...só para te colocar no caminho certo e perder esse peso para sempre.

Agora, você pode estar se perguntando qual é a dieta cetogênica e como ela funciona. Isso é ótimo! Se você quer uma dieta que vai funcionar, é importante que você saiba como faz para que você possa saber por que isso acontece.

Então vou lhe contar agora.

A dieta cetogênica é uma dieta rica em gorduras e pobre em carboidratos. Ele vai usar o método de queima de gordura natural do seu corpo para queimar as calorias que você põe dentro e queimar o peso direto de você.

Basicamente, quando você não come carboidratos, seu corpo entra em algo que é conhecido como "cetose". Isso significa que ele passou de usar as calorias que você coloca no seu corpo como combustível e, em vez disso, se volta para as fontes de gordura que você já tem dentro do seu corpo.

A maneira como isso funciona vai exigir que você force seu corpo a entrar nesse estado. Eu sei que pode soar assustador no começo, mas acredite em mim, você vai ser perfeitamente saudável como você faz. Tudo o que você precisa fazer é comer os alimentos certos.

Você vê, eu não acredito em dietas que exigem que você economize na comida. Seu corpo precisa de comida para funcionar como combustível. Ele precisa da comida para você ir e para você através das coisas no seu dia.

Se você não está colocando o suficiente em seu corpo, você vai acabar em modo de fome, o que significa que seu corpo vai se agarrar às reservas de gordura que tem. Quando você está usando a dieta cetogênica, você está dando ao seu corpo tudo o que ele precisa para funcionar, calorias suficientes para que você não sinta que está com fome ou privado, e combustível suficiente para aguentar o dia.

Mas você está sendo esperto sobre isso. Você está sendo consciente de nutrientes, o que vai forçar seu corpo a se transformar em uma máquina bem lubrificada. Seu corpo vai rasgar a gordura que você tem dentro e queimar as gorduras que você coloca em você mesmo. Você está essencialmente dando ao seu corpo o combustível necessário para correr e correr bem.

Você vai ter que ficar com isso por um tempo antes de ver os resultados que você quer ver, mas eu prometo a você, se você estiver disposto a ficar com ele, e você colocar o tempo e esforço que você precisa, você vai assistir o peso se derreter de você e se tornar aquela pessoa magra e má que você sempre quis ser.

A chave para essa dieta é de longe encontrada na diligência da pessoa que está fazendo isso. Você tem que ficar com ele, se você quiser obter os resultados reais.

Confie em mim, uma vez que você faz, você vai ver que o peso vem voando, e você vai conseguir o corpo que você quer.

Eu incluí 30 receitas para você seguir para conseguir isso em seu próprio corpo, mas antes de entrarmos nelas, eu quero mostrar a você porque isso funciona, e eu quero me livrar de qualquer um desses contras que você vê por aí conectados.

No momento em que você estiver no final deste livro, você saberá tudo o que precisa para obter esse corpo, e agora é apenas uma questão de tempo.

Capítulo 2 – Fazer ou não fazer? Os prós e contras da dieta cetogênica

Não há dieta perfeita neste planeta.

Isso é algo que todos precisam aceitar, aceitar e seguir em frente.

Não importa o quanto você queira encontrar essa cura, tudo o que vai ser a resposta universal para todos, não existe. No entanto, haverá dietas perfeitas para você e aquelas que você deve seguir para obter os resultados desejados.

Esta dieta, tem muitos profissionais e apenas alguns contras. Mas, se você quer ser completamente justo consigo mesmo e pronto para responder aqueles que têm dúvidas sobre a sua escolha, você precisa saber como são os dois lados da cerca.

Então vamos aos prós e contras desta dieta, e você pode escolher por si mesmo se quiser continuar com isso. Estou perfeitamente confiante de que, depois de ler esta lista, você ficará mais do que feliz em continuar com as receitas, mas eu ainda quero ter certeza de que você conhece os meandros da dieta antes de conseguirmos isso.

Então, sem mais delongas, vamos ver os contras.

Esta dieta pode ser confusa

Como com qualquer coisa, vai demorar um pouco para você se acostumar com a lista.

Seja paciente, seja diligente e seja determinado, você obterá os resultados que deseja.

Esta dieta pode causar uma batalha com certos... cheiros

A maior queixa que as pessoas têm com essa dieta é o fato de você poder combater um pouco de odor ao entrar na cetose. Isso é totalmente normal e vai desaparecer.

Seu corpo está se livrando do lixo que não precisa. Você vai se sentir muito melhor, isso é realmente algo para olhar para frente!

Não importa quão perfeita a dieta, você ainda tem que fazer sua parte no exercício

Todo corpo precisa de exercício. Isso é mais do que apenas para perda de peso, isso é para a saúde. Eu sei que pode ser difícil se encaixar na hora de fazê-lo, mas é muito importante, e você vai se sentir muito melhor.

Saia do sofá por alguns minutos por dia, e você verá os benefícios de várias maneiras!

Esta dieta permite muitos alimentos que a maioria das dietas não permite

Ninguém quer desistir de queijo, sorvete ou bacon. Agora você não precisa. Na verdade, você está melhor se incluir essas coisas. Eles são a proteína que você precisa, pois satisfazem os desejos que você tem.

Um ganha-ganha por toda parte.

Esta dieta produz resultados. Resultados reais e verdadeiros que você pode realmente ver

Eu aposto que agora você está cansado de tentar dieta após dieta e nunca ver resultados, bem, isso não vai acontecer aqui. Você vai obter os resultados que você deseja. Solteiro. Tempo.

Esta é uma dieta que você pode ficar com ela a longo prazo

Tantas dietas são tão restritivas que você não pode ficar com elas a longo prazo, mas não essa.

Você pode ter tantos alimentos de qualquer maneira, os poucos na lista que você não come não serão perdidos.

Não só isso, mas você tem muitos substitutos para escolher de qualquer maneira.

Esta é uma dieta que permite comer fora

Se você já fez dieta antes, sabe que isso pode ser um pesadelo. Mas não mais.

Há tantos restaurantes com pouco carboidrato por aí, você não vai ter um problema em escolher onde quer comer.

Apenas pular os carboidratos vai permitir que você até coma fastfood! Não mais pular alimentos no jantar com os amigos.

Esta é uma dieta que é divertida de seguir

Você pode comer carne, comer bacon, comer sorvete, iogurte e queijo. Não há fim para as coisas maravilhosas que você ainda pode ter, então, qual é o problema depois disso?

Esta é uma dieta que é boa para sua saúde

Você pode estar observando os carboidratos, mas tudo bem. Seu corpo vai estar recebendo nutrientes reais de alimentos reais. Sem alimentos falsificados, sem produtos químicos.

Bondade real e saudável que você pode amar.

Esta é uma dieta que você pode ficar com o tempo que quiser

Honestamente, como alguém poderia se cansar desse modo de vida?

Como você pode ver, os prós superam os contras ...então, como eu tenho certeza que você sente, é hora de começar a trabalhar!

Vamos começar com as receitas que vão mudar sua vida para sempre.

Capítulo 3 – Cafés da manhã com alto teor de gordura e baixo teor de carboidratos para mantê-lo satisfeito

Em sua busca por baixo teor de carboidratos, esses cafés da manhã serão seus primeiros salvadores. Cheio de sabor e apenas o que o médico receitou, você vai poder se divertir enquanto ainda perde o peso que deseja perder... nada poderia ser melhor que isso.

Ovofrito com espinafre – Serve 2 pessoas

Você vai precisar de:
3 ovos
2 xícaras de espinafre fresco
1 xícara de iogurte natural
Suco de limão
2 dentes de alho picados
Óleo de coco

Como fazer:
Bata os ovos com o iogurte e reserve. Unte uma panela e coloque-a em fogo médio no fogão, em seguida, adicione os ovos, uma vez que tenha aquecido. Junte o espinafre e tempere com alho a gosto.
Sirva com um pouco de suco de limão a gosto.

The Country Boy – Serve 2pessoas

Você vai precisar de:
6 fatias de bacon
4 ovos
2 batatas doces
Manteiga
Pimenta
Como fazer:
Pré-aqueça o forno a 175ºC.
Cozinhe o bacon até ficar crocante. Como o bacon está cozinhando, retire as batatas doces com um ralador de queijo e adicione 2 colheres de sopa de manteiga derretida.
Coloque em uma panela no forno e deixe assar por 20 minutos, em seguida, mexa e asse por mais 20 minutos, até ficar crocante.
Aqueça um pouco da manteiga em fogo médio em uma panela no fogão, em seguida, frite os ovos até que estejam de acordo com sua preferência. Sirva.

HashMash – Serve 2pessoas

Você vai precisar de:
2 batatas doces
450g de salsicha de café da manhã
1 pacote de queijomussarelaralado
Manteiga à gosto
Pimenta à gosto
3 cenouras

Como fazer:
Raspe as batatas doces e as cenouras no processador de alimentos e misture com um pouco de azeite em uma tigela.
Cozinhe a salsicha até dourar e misture com a batata-doce.
Transfira tudo para uma assadeira e coloque no forno pré-aquecido a 350 graus.
Asse por 30 minutos e sirva.

Whip 'Em UpSmoothie

Você vai precisar de:
1 xícara de leite integral
1 xícara de iogurte grego
1 banana
¼ de xícara de pasta de amendoim
1 colher de sopa decacau em pó

Como fazer:

Corte a banana e combine tudo no liquidificador. Misture bem alto até ficar homogêneo e adicione gelo até que seja sua textura preferida.

Quando você estiver feliz com a consistência, despeje em um copo e aproveite.

Queijo de atum derretido – Serve 2 pessoas

Você vai precisar de:
2 ovos
1 lata de atum
1 xícara de iogurte grego
Espinafre pequeno punhado
Pimenta
Alho à gosto
Queijo cru

Como fazer:
Pré-aqueça uma panela em fogo médio no fogão e misture os ovos e o iogurte. Abra e escorra a lata de atum, em seguida, misture os ovos e despeje na panela.

Cozinhe delicadamente e adicione pimenta e alho ao seu gosto.

Junte o espinafre quando estiver quase pronto e polvilhe o queijo por cima. Depois que o queijo derreter, você estará pronto para servir.

Ovos de caneca – Serve 1 pessoa

Você vai precisar de:
Respingo de leite
1 fatia de queijo, rasgada em pedaços
2 ovos
Pimenta à gosto
Vegetais para decorar, se desejado
Como fazer:
Combine tudo e coloque em sua caneca, em seguida, coloque no microondas por 2 minutos, mexendo na metade.

Certifique-se de que o ovo esteja bem cozido e pronto para desfrutar!

Panquecas do Rei – Serve 1 pessoa

Você vai precisar de:
2 ovos
½ xícara decreamcheese
Sementes de linhaça
Adoçante de sua escolha
Como fazer:
Pré-aqueça uma panela no fogão e combine todos os ingredientes em um prato separado.

Quando sua mistura atingir a consistência de massa, use sua colher para fazer panquecas na panela.

Cozinhe por alguns minutos de cada lado, até que estejam dourados. Sirva imediatamente com manteiga.

Pudim de café da manhã – Serve1 pessoa

Você vai precisar de:
1 xícara de leite decoco
1 colher de sopa de sementes de chia
1 pequena lata de creme de coco
Adoçante à gosto
1 colher de sopa de cacau em pó
Respingo de baunilha

Como fazer:

Misture todos os ingredientes e deixe na geladeira durante a noite.

Deixe as sementes de chia engrossar a mistura e acrescente todos os extras que você deseja ter.

Divirta-se ao sair de casa!

Ovos em concha – Serve 2pessoas
Você vai precisar de:
4 ovos
4 fatias de bacon
1 xícara de queijo cottage
Queijo ralado
Respingo de leite
Pimenta
Como fazer:
Preaqueça o forno a 175ºC.
Unte 4 forminhas de muffin e coloque o bacon nas latas que revestem a borda.
Combine os ovos com o leite e o espinafre e queijo cottage, em seguida, despeje no centro dos copos.
Coloque no forno e asse por 20 minutos. Decore com queijo, se desejar, e sirva imediatamente.

Queijo cottage de café da manhã – Serve 1pessoa

Você vai precisar de:
1 xícara de queijo cottage
¼ de xícara deleite de coco
Mel agosto
Canelaa gosto
Como fazer:

Mexa todos os ingredientes juntos e despeje em outra tigela para desfrutar. Sirvaimediatamente.

Capítulo 4 – High Fat Low Carb Lunches: Your Midday Boost

Prepare-se para chutar um pouco da fome com essas deliciosas opções. Você vai ficar nos trilhos, perder peso e ainda esperar o almoço.

Sem mencionar que você pode comer até estar cheio e perder o peso que deseja perder. É uma vitória por todos os lados.

ChickenWraps – Serve 1 pessoa

Você vai precisar de:
1 xícara depeito de frango desossado sem pele cozido
1 alface de folha grande
Queijo à sua escolha
Toque de vinagre balsâmico

Como fazer:

Corte o frango em pedaços pequenos e coloque no centro da folha.

Decore o queijo a gosto e espalhe o vinagre de lado.

Enrole a alface e sirva imediatamente.

Salmon on the Fly – Serve 1pessoa

Você vai precisar de:
1 lata de salmão, sem pele e osso
1 xícara de queijo cottage
1 espinafre punhado pequeno
Pimenta
Suco de limão
Alho
Como fazer:
Abra e escorra o salmão e coloque o queijo no seu prato. Coloque o espinafre no próximo e tempere com as especiarias para sua preferência particular.

Coloque o salmão no próximo e decore com mais queijo, se desejar.

Sirva imediatamente.

Barquinhos de ovo e abacate – Serve 1 pessoa

Você vai precisar de:

2 ovos

1 abacate

Queijo

Pimenta

Como fazer:

Fatie o abacate ao meio e coloque um ovo no centro de cada um deles. Você pode esvaziá-las e usar o abacate como enfeite, ou pode colocar o ovo em cima do abacate.

Decore com queijo e coloque no forno. Asse a 205ºC durante 15 minutos.

Sirva imediatamente.

Smoothie verde a GoGo – Serve 1 pessoa

Você vai precisar de:
1 xícara de leite decoco
½ xícara decreme de coco
1 espinafre punhado
1 abacate
Adoçante à seu gosto
3 colheres de sopade cacau em pó

Como fazer:

Combine todos os ingredientes no seu liquidificador e bata até ficar completamente homogêneo.

Você pode adicionar gelo até ficar satisfeito com a textura.

Quando você está feliz com tudo, despeje em outro copo e sirva imediatamente.

BunlessCheeseburger – Serve 1 pessoa

Você vai precisar de:

150g de hambúrguer

Queijo da sua escolha

Pimenta

Sal

Alho

Alface

Como fazer:

Forme um hambúrguer com a carne e cozinhe no fogão em uma panela em fogo médio.

Uma vez totalmente cozido, transfira para um prato e coloque o queijo, a alface e qualquer outra guarnição que desejar em cima.

Coma com um garfo e sirva enquanto ainda está quente.

Salada de Almoço Fácil – Serve 1 pessoa
Você vai precisar de:
2 ovos cozidos
Queijo
1 espinafre punhado
1 alface romana
1 tomate
Low carb dressing of your choice
Como fazer:
Pique os ovos até que estejam do tamanho da mordida e combine todos os outros ingredientes em uma tigela.

Decore com o molho de sua escolha e sirva imediatamente.

Também é muito bom se você adicionar algum atum ou outra proteína de escolha. Explore o que você gosta e faça do seu jeito!

Almoço às pressas – Serve 1 pessoa

Você vai precisar de:
115g de linguiça
2 fatias de bacon
Pimenta
Alface de folhas grandes
Queijo à sua escolha

Como fazer:
Corte o bacon em pedaços menores e cozinhe bem com a salsicha. Tempere de acordo com a sua preferência e guarneça com queijo.
Enrole a folha de alface grande e desfrute no seu caminho às pressas.

Smoothie de bacon – Serves 1

Você vai precisar de:
1 xícara deleite de coco
1 xícara de iogurte grego
Mel à gosto
1 banana
3 colheres de sopa decacau em pó
2 fatias de bacon

Como fazer:

Cozinhe o bacon até ficar crocante.

Como o bacon está cozinhando, combine todos os outros ingredientes no seu liquidificador e misture bem alto até ficar completamente homogêneo.

Você pode adicionar gelo se quiser, mas isso é com você. Quando estiver satisfeito com a consistência do smoothie, coloque o bacon e sirva com um canudo.

Sanduíches de almoço – Serve 1 pessoa

Você vai precisar de:

1 linguiçaempada
Fatia de queijo à sua escolha
2 ovos
½ xícara decreamcheese
Sementes de linhaça
Adoçante à sua escolha

Como fazer:

Pré-aqueça uma panela no fogão e combine todos os ingredientes em um prato separado.

Quando sua mistura atingir a consistência de massa, use sua colher para fazer panquecas na panela.

Cozinhe por alguns minutos de cada lado, até que estejam dourados.

Cozinhe a empada de salsicha completamente e derreta a fatia de queijo por cima.

Construa seu sanduíche agora, usando as panquecas que você fez como o pão.

Sirva imediatamente.

The Big Dipper – Serve 1 pessoa

Você vai precisar de:
1 xícara de queijo cottage
2 fatias de bacon
1 ramo de couve-flor
Alho
Pimenta
Como fazer:
Corte o bacon em pedaços pequenos e cozinhe bem.

Acrescente o queijo cottage com o tempero de sua escolha e combine.

Se quiser aquecê-lo, aqueça no microondas por trinta segundos, mas aproveite o frio.

Corte a couve-flor em pedaços pequenos e use para mergulhar no molho.

Aprecie.

Capítulo 5 – Jantar rápido: encerrando seu dia com baixo teor de gordura

Quando o jantar chega, você está cansado e pronto para ir direto para a cama.

Existem muitas opções fáceis que vão mantê-lo no caminho certo e levá-lo ao seu objetivo de perda de peso, você só precisa agitá-las e, com opções como essas, isso não será um problema.

OSteak de ovo frito – Serve 1 pessoa

Você vai precisar de:
2 ovos
Bife a sua escolha
Manteiga
Sal
Pimenta
Alho
Como fazer:
Pré-aqueça uma panela no fogão e adicione seu bife.
Tempere e cozinhe ao seu gosto preferido e reserve.
Como o bife está cozinhando, mal frite os ovos em uma panela separada. Você quer que eles ainda sejam muito escorrendo.
Sirva com os ovos por cima do bife.
Aprecie.

Couve e Queijo – Serve 1 pessoa

Você vai precisar de:
2 xícaras de couve-flor
2 xícaras dequeijo ralado
1 xícara de creme de coco
225g de salsichas de café da manhã
1/3 de xícara de manteiga

Como fazer:
Combine o leite, queijo e manteiga em uma panela no fogão. Cozinhe a linguiça do café da manhã em uma panela separada.

Pique a couve-flor e adicione ao molho de queijo, em seguida, adicione a linguiça do café da manhã. Misture bem e acrescente qualquer outra guarnição, se desejar.
Sirva imediatamente.

Salada do fundo do mar

Você vai precisar de:
1 lata de atum
1 lata de salmão
1 espinafre punhado
Queijo feta
Molho à sua escolha

Como fazer:

Abra e escorra as duas latas de peixe e misture bem com um punhado de espinafre.

Jogue com o molho de sua escolha e sirva imediatamente.

Hambúrgueres de dentro pra fora – Serve 1 pessoa

Você vai precisar de:
225g de hambúrguer
Sal
Pimenta
Queijo cheddar
Alface
Tomate
Como fazer:
Aqueça uma panela no fogão em fogo médio e forme a carne em dois hambúrgueres.

Fixe o queijo cheddar no centro desses hambúrgueres e sele as pontas para criar um hambúrguer de queijo.

Cozinhe bem e sirva em um prato com as guarnições.

Aprecie com um garfo imediatamente.

Bacon com abóboras – Serve 1pessoa
Você vai precisar de:
3 fatias de bacon
1 lata de pedaços de abóbora
Canela
Manteiga
Como fazer:
Corte o bacon e cozinhe bem.
Em outra panela no fogão, aqueça a abóbora, mas não quebre os pedaços.
Mexa cuidadosamente o bacon e acrescente os temperos como guarnição.
Sirva imediatamente.

Smoothie de Abóbora Real – Serve 1 pessoa

Você vai precisar de:
1 lata de abóbora
1 banana
1 xícara de creme de coco
1 xícara de iogurte grego
Canela
Adoçante à sua escolha
Cubos de gelo

Como fazer:

Corte a banana em pedaços menores e abra a lata de abóbora. Coloque todos os ingredientes em seu liquidificador e misture em alta até completamente misturado.

Você precisa ter certeza de que não há caroços no smoothie.

Quando você estiver feliz com a textura, despeje em outro copo e aproveite.

Palitinhos de Mussarela – Serves 1

Você vai precisar de:
3 fatias de palitos de mussarela
3 fatias de bacon
1 ovo
Queijo cottage

Como fazer:

Cozinhe o bacon completamente até ficar bem crocante, mas não queimado. Divida em pedaços tão pequenos quanto você puder.

Rache o ovo e bata-o, depois adicione um pouco de bacon.

Corte os palitos de queijo ao meio e enrole-os no bacon até ficarem bem cobertos. Transfira para uma panela e coloque no forno a 205ºC.

Asse por 10 minutos e sirva imediatamente com queijo cottage para mergulhar.

Sopa de Domingo – Serve 2pessoas

Você vai precisar de:
1 ramo de couve-flor
450g de salsichas de café da manhã
3 fatias de bacon
1 tomate
Espinafre punhado
Sal
Pimenta
Alho
Água
Manteiga
Como fazer:
Cozinhe a salsicha e o bacon e corte em pedaços pequenos. Cortar a couve-flor e adicione à panela com a carne. Decore com os temperos e coloque em uma panela de água.

Adicione o espinafre e deixe ferver no fogão por 20 minutos.

Decore com queijo e você está pronto para servir!

Mash de couve-flor e alho – Serve 1 pessoa

Você vai precisar de:
1 ramo de couve-flor
2 dentes de alho
1 xícara decreme de coco
1 colher de sopa de manteiga
Manjericão

Como fazer:

Ferva a couve-flor até ficar macia e transfira para o seu liquidificador. Adicione o leite e bata até ficar homogêneo.

Pique o alho e amoleça a manteiga e junte-o à mistura. Adicione em uma pitada de manjericão, e se precisar aquecer a mistura, ponha-a no forno por alguns minutos a 175ºC.

Sirva com uma almofada de manteiga no topo e um garfo.

Hamburger Low Carb Style – Serve 2pessoas

Você vai precisar de:
450g de hambúrguer
1 ramo de couve-flor
½ xícara de brócolis
Sal
Pimenta
Água
Pacote de molho
1 lata pequena de cogumelos
Como fazer:
Doure o hambúrguer em fogo médio e tempere a gosto. Corte a cabeça da couve-flor e o brócolis e faça o molho de acordo com as instruções da embalagem.
Combine todos os ingredientes em uma panela grande no fogão e leve ao fogo. Uma vez aquecida, sirva imediatamente com o enfeite de sua escolha.

Conclusão

Agora você tem tudo o que precisa saber para começar a sua dieta lowcarb e manter você no caminho certo para o sucesso. Eu sei que há muito para acompanhar quando você está começando esta dieta, e há muitas coisas que você não sabe quando está começando, mas quero que saiba que tem o que é preciso para fazê-la acontecer, e com a ajuda deste livro, você chegará ao resultado em pouco tempo.

Parte 2

O que exatamente é a Dieta Low-Carb?

A dieta LowCarb elimina a maioria dos carboidratos das suas refeições. Muitos alimentos que são considerados ricos em carboidratos são encontrados em frutas com amido, vegetais, e muitos grãos.

Começar uma dieta low-carb não ajudará somente a perder peso rapidamente, mas também beneficiará sua saúde em geral. Alimentar-se com uma dieta low-carb ajudará a reduzir os riscos de contrair diabetes, assim como a perder peso.

Enquanto estiver em uma dieta low-carb, tente evitar comprar qualquer alimento processado. Existem muitos fabricantes que adicionam uma grande quantidade de farinha e açúcar aos seus produtos. Enquanto estiver em uma dieta low-carb, abstenha-se de comer muito açúcar e farinha.

Ter menos carboidratos na nossa dieta ajuda a queimar a gordura armazenada que temos em nosso corpo e é isso que por fim nos ajudará a perder peso. Ao iniciar a dieta low-carb, corte gradualmente os carboidratos. Portanto, na primeira semana consuma somente50 gramas de carboidratos. Na segunda semana consuma 40 gramas de carboidratos.Se você seguir com a dieta low-carb por um mês, a cada semana diminua 10 gramas de carboidratos da sua dieta.

Enquanto estiver seguindo a dieta low-carb, certifique-se de comer muita proteína. Comer muita proteína irá acelerar o seu metabolismo e, ao fazer isso, reduzirá seu apetite. Dessa forma você não ficará com muita fome entre as refeições. Enquanto estiver em uma dieta low-carb, atenha-se a comer essas proteínas: ovos, carne, peixe e frango.

Neste livro você encontrará as contagens de carboidratos para cada refeição, assim como, quantas calorias existem em cada uma. Enquanto estiver em uma dieta low-carb, é importante manter seu nível de carboidratos baixo, mas você também quer certificar-se de acompanhar quantas calorias você está ingerindo.

Café da manhã para quem está na dieta Low-Carb

Eu sei que você provavelmente já ouviu isso antes, mas o café da manhã será a refeição mais importante do dia. Certifique-se de ter bastante proteína em seu café da manhã, isso lhe dará bastante energia para mantê-lo durante o dia. Lembre-se de ficar longe de qualquer pão ou outros grãos, não coma muita fruta, e fique longe de comer qualquer tipo de batata no café da manhã.

Aqui temos uma lista de diferentes tipos de alimentos para comer no café da manhã enquanto estiver em uma dieta low-carb/dieta com baixa caloria:

Omeletes

- 3 ovos
- ½ xícara de espinafre fresco
- ½ xícara de cogumelos picados
- 1colher de sopa de queijo feta despedaçado

Faça uma omelete no fogão com todos os ingredientes listados acima. Primeiro, refogue o espinafre e o cogumelo em uma panela separada. Adicione os ovos a uma frigideira e quando os ovos estiverem quase prontos, coloque o cogumelo e o espinafre no meio. Dobre os ovos do canto esquerdo para o direito quando terminarem. Polvilhe o queijo feta em cima da omelete depois de cozinhar.

Total de carboidratos: 2.7 gramas
Total de calorias: 259

- 3 ovos
- ½ xícara de peru moído
- 2 colheres de sopa de cebolas picadas
- 2 colheres de pimentão verde picado

Faça o peru moído, cebola e pimentão em uma frigideira até que estejam completamente cozidos. Quando estiverem cozidos, misture os ovos em um recipiente e coloque-os em uma panela até que estejam parcialmente cozidos. Coloque o peru moído, cebolas e pimentão em cima dos ovos e vire a omelete quando todos os ingredientes estiverem cozidos.

<u>Total de carboidratos: 6.4 gramas</u>
<u>Total de calorias: 347.8</u>

- 2 ovos
- 1clara de ovo
- ½ xícara de brócolis cozido
- ½ xícara de queijo suíço ralado

Faça uma omelete com todos os ingredientes listados acima. Coloque os ovos batidos primeiro em uma panela, coloque o queijo em cima dos ovos e então coloque o brócolis em cima do queijo. Quando os ovos estiverem quase cozidos, dobre o lado esquerdo por cima do direito para fazer uma omelete agradável e saudável.

<u>Total de carboidratos: 5.9 gramas</u>
<u>Total de calorias: 278</u>

- 2 ovos
- 1clara de ovo

- 3folhas de manjericão picadas
- 2colheres de sopa de tomate picado
- 2colheres de sopa de cebola picada

Bata os ovos em uma tigela. Coloque os ovos em uma frigideira e cozinhe por dois minutos. Quando os ovos estiverem quase cozidos, coloque os tomates e cebolas no meio dos ovos. Cozinhe por mais dois minutos ou até os ovos estarem prontos e dobre o lado esquerdo da omelete para o direito. Para o enfeite, polvilhe o manjericão picado em cima da omelete.

Total de carboidratos: 4.0 gramas
Total de calorias: 166.3
- 4claras de ovos
- ¼ xícara de cebola picada
- ¼ xícara de pimentão verde picado
- Uma colher de chá de molho picante Sriracha

Refogue as cebolas e o pimentão com o molho picante Sriracha em uma panela. Em uma panela separada, coloque os ovos para cobrir toda a panela e cozinhe por alguns minutos até os ovos ficarem quase cozidos. Coloque as cebolas e pimentões em cima dos ovos. Quando os ovos estiverem cozidos, dobre o lado esquerdo por cima do direito para uma deliciosa omelete picante.

Total de carboidratos: 6.5 gramas
Total de calorias: 97.2

Ovos mexidos

- 2 claras de ovo
- 1 ovo
- 28 gramas de presunto picado
- 1 xícara de brócolis picado

Misture todos os ingredientes acima em um recipiente. Coloque uma frigideira em fogo médio e unte a panela com um pouco de azeite. Quando a panela estiver suficientemente quente, coloque todos os ingredientes juntos e cozinhe até eles estarem completamente cozidos.

Total de carboidratos: 6.9 gramas
Total de calorias: 230

- 3 claras de ovos
- 1 ovo
- ¼ de xícara de abacate em cubos
- ¼ de copo de queijo cheddar ralado

Misture o ovo e claras de ovo com os abacates. Misture os ingredientes em uma panela untada com azeite. Quando os ovos estiverem completamente cozidos, polvilhe o queijo em cima para derreter.

Total de carboidratos: 4.5 gramas
Total de calorias: 311

Enquanto você estiver em uma dieta low-carb, os ovos serão a melhor coisa para comer no café da manhã. Ovos são cheios de proteínas, eles tem gordura saudável e são cheios de nutrientes. Ovos são super fáceis de fazer e não ocupam muito tempo de preparo ou cozimento. Existem muitas opções diferentes ao fazer ovos. Saiba que,quando você preparar ovos, é tranquilo adicionar um pouco de sal e pimenta a gosto para mais sabor. Se você é o tipo de pessoa que normalmente está atrasado pela manhã para o trabalho, vá em frente e faça uma leva de ovos cozidos com antecedência. Desta forma, você terá a certeza de não perder o café da manhã e é algo que você pode simplesmente pegar quando estiver saindo pela porta.

Mais opções de café da manhã low-carb

1 recipiente de aproximadamente 227 gramas de iogurte grego simples
Uma xícara de morangos

Total de carboidratos: 22gramas
Total de calorias: 179

½ xícara de melão
1 xícara de queijo cottage
Total de carboidratos: 19.0 gramas
Total de calorias: 292

Existem diferentes tipos de granolas sem açúcar, cereais sem carboidratos e sem açúcar, e misturas para panqueca sem açúcar e glúten. Se você fizer panquecas, certifique-se de comprarcalda sem açúcar para colocar em cima. Leite para o cereal, você pode usar o leite de amêndoa ou de soja.

Almoço para quem está na dieta low-carb

O almoço é a segunda refeição mais importante do dia. Nunca pule o almoço enquanto estiver em uma dieta lowcarb. O nosso corpo precisa de energia para nos manter o dia todo, e se não houver substâncias em nosso corpo, não haverá calorias suficientes para queimar e nos ajudar a perder peso.

Aqui temos uma lista de diferentes tipos de alimentos para comer no almoço enquanto estiver em uma dieta low-carb/dieta com baixa caloria:

Wrap de Alface

- Duas folhas de alface americana
- Um peito de frango desossado e sem pele
- ½ xícara decebola picada
- ½ xícara de cogumelos fatiados
- Um dente de alho esmagado
- Uma colher de sopa de coentro em pó
- Uma colher de chá de óleode gergelim
- Uma colher de chá de molho de soja

Cozinhe o frango em uma frigideira com óleo de semente de gergelim, molho de soja, alho, cebola e cogumelos. Depois que os ingredientes estiverem cozidos, coloque-os dentro de duas folhas de alface americana. Para decorar, polvilhe o coentro por cima.

Total de carboidratos: 7.2 gramas
Total de calorias: 233
- Duas folhas de alface romana
- Uma xícara de peru moído
- ½ xícara de tomates picados
- Uma fatia de suco de limão
- ¼ xícara de cebola

- Duas colheres de sopa de queijo cheddar ralado
- Uma colher de sopa de salsa

Cozinhe o peru moído no fogão até que esteja totalmente cozido. Coloque o peru nas folhas de alface. Coloque os tomates crus, cebola crua e queijo cheddar no peru. Para dar sabor, adicione a salsa e o limão antes de misturar todos os ingredientes juntos.

<u>Total de carboidratos: 7.7 gramas</u>
<u>Total de calorias: 170.5</u>

Saladas

- ½ xícara de bacon cozido picado
- Dois ovos cozidos
- ½ xícara de tomates picados
- Três fatias de abacate
- ½ xícara de espinafre fresco

Misture todos os ingredientes listados acima em uma saladeira com azeite e vinagre de vinho tinto. Adicione sal e pimenta.

Total de carboidratos: 8.2 gramas
Total de calorias: 420
- ½ de um pepino fatiado (parcialmente descascado)
- ½ de tomate picado
- ¼ xícara de um pimentão amarelo picado
- ¼ xícara de cebola picada
- Um peito de frango desossado e sem pele

Misture todos os ingredientes listados acima com um quarto de suco de limão, alho em pó, vinagre de vinho branco, sal e pimenta. Cozinhe o frango no forno com sal e pimenta.

Total de carboidratos: 9.2 gramas
Total de calorias: 164
- ½ xícara de rabanetes picados
- ½ xícara de cebola roxa fatiada
- ½ xícara de tomates picados
- Uma xícara de alface picada
- Uma xícara de rúcula picada
- Duas colheres de sopa de queijo feta
- Um filé de bife de flanco (110g.)

Misture todos os vegetais listados acima em uma saladeira grande com azeite e vinagre de vinho tinto. Quando o molho estiver todo misturado, polvilhe o queijo feta no topo da alface. Quando o bife terminar de cozinhar no fogão, coloque-o em cima do queijo feta. Adicione sal e pimenta a gosto.

Total de carboidratos: 11.7 gramas
Total de calorias: 401
- ½ xícara de espinafre fresco
- Uma xícara de alface romana picada
- ½ xícara de camarão cozido de tamanho médio
- Três fatias de abacate
- Uma colher de sopa de molho de coentro leve

Cozinhe o camarão no fogão com um quarto de suco de limão, sal, pimenta e uma colher de chá de coentro picado. Misture o espinafre, a rúcula e o abacate numa saladeira com o molho de coentro. Quando o camarão estiver totalmente cozido, misture na salada.

Total de carboidratos: 7.3 gramas
Total de calorias: 277

Mais almoços Low-carb

- Um ovo
- Um peito de frango desossado e sem pele cortado em cubos
- Uma colher de chá de gengibre moído
- Uma colher de chá de alho picado
- ½ xícara de brócolis picado

No fogão, aqueça uma colher de sopa de azeite. Adicione o frango, o ovo, o gengibre e o alho. Cozinhe por dez minutos antes de adicionar o brócolis. Depois de adicionar o brócolis, cozinhe por mais dez minutos. Se você quiser mais sabor, vá em frente e adicione molho de soja, sal e pimenta.

Total de carboidratos: 5.8 gramas
Total de calorias: 214

- Duas fatias de carne de peru
- Dois pedaços de tiras de bacon cozidas
- Uma folha de alface picada
- Quatro fatias de tomate

Enrole a alface, tomate e bacon dentro da carne de peru deli.

Total de carboidratos: 6.7 gramas
Total de calorias: 165
- Uma lata de atum
- Uma colher de sopa de iogurte natural desnatado
- ½ xícara de aipo picado
- Uma colher de chá de suco de limão fresco
- Duas fatias de tomate

Misture o atum, iogurte, aipo, suco de limão, sal e pimenta em uma tigela. Corte duas fatias de tomate e coloque-as em um prato. Adicione a mistura de atum em cima dos tomates.

Total de carboidratos: 3.8 gramas
Total de calorias: 220

Jantar para quem está na dieta Low-Carb

Enquanto estiver em uma dieta low-carb, é muito importante que você coma o jantar três horas antes de ir dormir. Isso dará ao seu corpo tempo suficiente para digerir completamente seu jantar. O tempo é muito importante enquanto estiver em uma dieta low-carb, você deve comer pelo menos quatro horas e meia depois de ter comido o almoço, também. Desta forma, você não será tentado a comer alimentos gordurosos, que não estão em sua dieta. Certifique-se de ter tudo pronto para cozinhar quando chegar em casa do trabalho, isso ajudará a comer saudável, sem entregar-se a algo rápido e insalubre.

Aqui temos uma lista de diferentes tipos de comida para comer no jantar, enquanto em uma dieta low-carb/dieta com baixa caloria:

Na grelha

- Dois hambúrgueres de peru
- ½ xícara de espinafre fresco
- Duas colheres de sopa de salsa
- Duas fatias de queijo suíço reduzido em gordura

Faça dois hambúrgueres de peru sem o pão. Quando os hambúrgueres de peru estiverem cozidos, coloque o queijo cheddar em cima, enquanto eles ainda estão quentes. Coloque os hambúrgueres de peru em um prato com espinafre fresco e adicione a salsa ao seu gosto, em vez de ketchup.

Total de carboidratos: 4.5 gramas
Total de calorias: 342.5

- Um peito de frango desossado e sem pele (4oz)
- Um pimentão verde
- Dois cogumelos Portobello grandes
- ½ de cebola roxa

Corte o frango, o pimentão verde e a cebola roxa em cubos grandes. Corte os cogumelos portobello em fatias grandes.

Coloque todos os ingredientes nos palitos de churrasco e cubra-os com azeite e sal de alho. Grelhe os palitos por quinze minutos, virando com frequência.
Total de carboidratos: 12.2 gramas
Total de calorias: 148
½ de tomate picado
- Uma xícara de brócolis picado
- Duas colheres de sopa de molho italiano
- Um peito de frango desossado e sem pele (4oz)

Enrole os tomates picados e brócolis com o molho italiano em papel alumínio. Coloque o papel de alumínio na grelha e cozinhe por dez minutos. Cubra o peito de frango com azeite e coloque o frango na grelha durante vinte minutos. Quando tudo estiver totalmente cozido, coloque os tomates e brócolis com todos os sucos no papel alumínio em cima do frango.

Total de carboidratos: 10.2 gramas
Total de calorias: 231

- Um filé de salmão
- Três fatias de limão

- Uma xícara de brócolis picado
- Uma xícara de abobrinha fatiada
- Uma colher de chá de salsa picada

Cubra o salmão com uma colher de chá de azeite, sal, pimenta e salsa picada. Coloque o salmão na grelha com três fatias de limão por cima. Cozinhe separadamente o brócolis e abobrinha em papel alumínio, regue os legumes com azeite. Adicione sal e pimenta ao seu gosto. Cozinhe o salmão por 8-10 minutos. Cozinhe os legumes por 15 minutos.

Total de carboidratos: 9.9 gramas
Total de calorias: 288

No forno

- Um peito de frango desossado e sem pele (113g)
- ¼ xícara de queijo parmesão ralado
- Um ovo
- Um limão
- Uma xícara de couve-flor picada

Misture o ovo em uma tigela com o queijo parmesão. Pegue o peito de frango e enrole-o na tigela até que o frango esteja totalmente coberto. Cozinhe o frango no forno por trinta minutos. Quando o frango estiver quase pronto, pegue um limão e esprema o suco sobre o peito de frango. Quando você tirar o frango do forno na metade do cozimento, acrescente a couve-flor à assadeira. Na couve-flor, pincele com azeite, sal e pimenta.

Total de carboidratos: 6.6 gramas
Total de calorias: 327

- 2 colheres de chá de queijo azul desintegrado
- Um filé de 85g de lombo
- 1 xícara de espargos

Tempere o bife com sal e pimenta. Coloque o queijo azul em cima do bife antes de colocá-lo no forno. Misture o aspargo com uma colher de chá de azeite, sal, pimenta e alho em pó. Coloque os aspargos no forno por dez minutos. Cozinhe o bife no forno em uma grelha por 5-10 minutos.
Total de carboidratos: 6.0 gramas
Total de calorias: 265

- Um filé de peixe branco (113g)
- ½ xícara de couve de Bruxelas
- ½ xícara de ervilha

Coloque o forno a 350 graus. Pincele um pouco de azeite, suco de limão, sal e pimenta sobre o peixe branco de sua escolha. Coloque o peixe no forno por 15-20 minutos. Em uma tigela, misture as couves de Bruxelas e o feijão verde com azeite, alho fresco, suco de limão, sal e pimenta. Cozinhe os legumes no fogão em uma frigideira por cerca de 10 minutos ou até terminar.
Total de carboidratos: 7.5 gramas
Total de calorias: 224

No fogão

½ saco de broto de feijão
- ½ pimentão verde picado
- ½ xícara de cogumelos fatiados
- Um peito de frango desossado e sem pele

Primeiro cozinhe o frango no fogão com uma colher de sopa de molho de soja, uma colher de chá de azeite, uma colher de chá de alho fresco, sal e pimenta. Quando o frango estiver pronto, acrescente todos os vegetais listados acima e cozinhe por cerca de dez minutos. Se você gosta de especiarias, adicione uma colher de chá de pimentas vermelhas esmagadas.

Total de carboidratos: 8.0 gramas
Total de calorias: 173
- Uma dúzia de camarão de tamanho médio
- Uma xícara de brócolis picado
- Uma fatia de abóbora amarela

Antes de cozinhar, misture o camarão, brócolis e abóbora amarela em uma tigela com uma colher de sopa de azeite de oliva e duas colheres de chá de tempero pronto. Aqueça a frigideira em fogo médio-alto e cozinhe todos os ingredientes por 5-10 minutos, ou até que o camarão esteja firme.

Total de carboidratos: 10.0 gramas
Total de calorias: 172

- ½ xícara de cebolinha picada
- Um filé de 113g de lombo (cortado em cubos)
- ½ xícara de cogumelos fatiados
- 1 xícara de couve picada
- 1 colher de chá de gengibre moído
- 1 colher de sopa de molho de soja
- 1 colher de chá de alho picado
- 1 colher de chá de pimenta preta

Deixe marinar o bife por duas horas antes de cozinhar em um saco ou Tupperware com o alho, gengibre, pimenta e molho de soja. Cozinhe os legumes e bife juntos no fogão por dez minutos em fogo médio-alto em uma frigideira.

Total de carboidratos: 9.8 gramas
Total de calorias: 268

Direito Autoral

Direitos autorais, Aviso Legal e Isenção de Responsabilidade:
Esta publicação está protegida sob a Lei de Direitos Autorais dos EUA de 1976 e todas as outras leis internacionais, federais, estaduais e locais aplicáveis, e todos os direitos são reservados, incluindo direitos de revenda: você não tem permissão para dar ou vender este Guia a ninguém. Por favor, note que grande parte desta publicação é baseada na experiência pessoal e evidência anedótica. Embora o autor e o editor tenham feito todas as tentativas razoáveis para atingir a precisão completa do conteúdo deste Guia, eles não assumem responsabilidade por erros ou omissões. Além disso, você deve usar essas informações como quiser e por sua conta e risco. Sua situação particular pode não ser exatamente adequada aos exemplos ilustrados aqui; na verdade, é provável que eles não sejam os mesmos e você deve ajustar o uso das informações e

recomendações de acordo. Quaisquer marcas registradas, marcas de serviço, nomes de produtos ou recursos nomeados são considerados propriedade de seus respectivos proprietários e são usados apenas como referência. Não há endosso implícito se usarmos um desses termos. Finalmente, use sua cabeça. Nada neste Guia destina-se a substituir o bom senso, legal, médico ou outro conselho profissional.

www.ingramcontent.com/pod-product-compliance
Lightning Source LLC
Chambersburg PA
CBHW071908070526
44583CB00016B/1898